AF331655

MEMOIRE

PRÉSENTÉ AU ROY

PAR SON PREMIER CHIRURGIEN.

Pour répondre à celui qui a été préfenté à Sa Majeſté par ſon Premier Médecin.

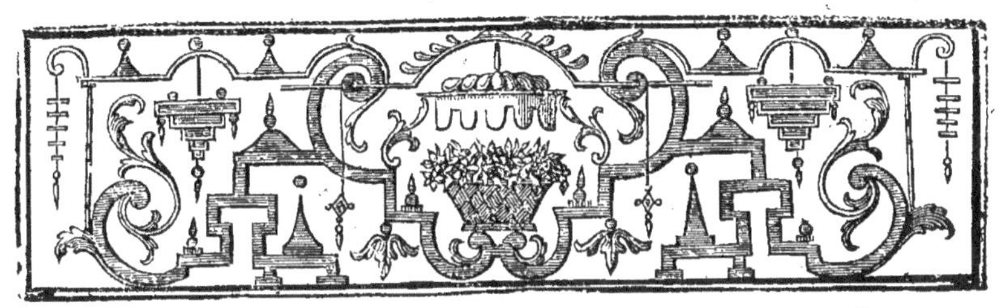

MEMOIRE
PRÉSENTÉ AU ROY

PAR SON PREMIER CHIRURGIEN,

Pour répondre à celui qui a été préfenté à S A M A J E S T É *par fon Premier Médecin.*

 IRE,

LES nouveaux traits que la Faculté de Médecine de Paris vient de lancer par la voye de Votre Premier Méde-cin, me forcent à importuner de nouveau VOTRE MAJESTE',

A ij

& à la Supplier d'aggréer que je me jette à fes pieds pour faire entendre les juftes défenfes des Chirurgiens. L'autorité d'un homme auffi grave que Votre Premier Médecin prêteroit aux imputations de nos Adverfaires, un poids dont je ferois juftement allarmé, fi je ne pouvois facilement démontrer qu'il agit ici non pas par fon propre mouvement, mais par une impreffion étrangere, non point par la conviction de la vérité, mais par la foi que fa candeur furprife lui fait ajouter à des hommes qui lui font liés par la même Profeffion, & qu'il a cru auffi éloignés de le tromper qu'il eft lui-même incapable de tromper les autres.

Je puis avancer, SIRE, que ce n'eft point par une vaine confiance que j'ofe ici tenir ce langage; car enfin, s'il eft vrai que les Chirurgiens foient capables d'avoir introduit le *trouble, la confufion, l'anarchie, dans les fonctions les plus intéreffantes pour la Société, fi ce défordre après avoir ravagé votre Capitale, a paffé dans les Provinces du Royaume, s'il regne actuellement même au fein de votre Cour.* Tous ces maux, SIRE, s'il eft vrai qu'ils exiftent, ne font pas de nouvelle datte, leur époque remonte aux premiers efforts que les Chirurgiens ont été forcés de faire pour repouffer l'opprobre & l'ignominie loin de leur Art, auquel VOTRE MAJESTE' a rendu avec les Lettres, fon état naturel, fon indépendance de tout autre Art, ou ce qui revient au même, les prérogatives qui font effentiellement attachées à tout Art Scientifique. Si ces prétendus maux exiftoient, SIRE, depuis un auffi long-tems, pourquoi le Premier Médecin n'a-t-il point fait entendre plutôt fa voix? Seroit-il rien qui pût excufer un auffi long fommeil, auprès de VOTRE MAJESTE', auprès du Public? Prétexteroit-il, SIRE, des égards qu'il a crû devoir écouter ; mais quand les intérêts de la Société exigent de parler, quels font les égards qui peuvent étouffer la voix d'un devoir auffi faint ? Voudroit-il fe juftifier par fon entiere confiance dans les lumieres & dans l'équité des Magiftrats, auxquels Votre Majeste´ a confié cette Caufe ? Mais chargé par état de veiller autant qu'il étoit en lui au maintien de l'ordre, auroit-il été affez peu jaloux de fa propre réputation, pour ne pas attefter du moins en élevant un cri ; un fimple cri, que ce repos profond ne prenoit rien fur le fonds d'un vrai zéle. Mais cette conduite, S I R E , de la part de votre Premier Médecin qui ne fçauroit fe concilier avec la réalité des prétendus maux caufés par les Chirurgiens , fe concilie néanmoins parfaitement avec les devoirs du Chef de la Médecine ; & pourquoi ? C'eft que ces maux n'exiftoient point ; il eft vrai qu'ils n'exiftent pas plus aujourd'hui , & que par conféquent fes plaintes ne fçauroient être mieux fondées qu'elles l'auroient été auparavant ; mais c'eft qu'auparavant le Chef de la Médecine voyoit de fes propres yeux, & qu'il ne voit aujourd'hui que par ceux de la Faculté, qui fans pudeur ofe abufer de fa confiance & de fa candeur. Mais eft-il pardonnable , SIRE , qu'elle en abufe jufqu'à ce point ? S'il y a jamais eu de troubles, y en a-t-il eu d'autres que ceux que la Faculté a portés ? les Chirurgiens ont - ils jamais prétendu , prétendent-ils encore enlever rien à la Faculté ? Qu'on examine donc, S I R E , leurs demandes, elles fe réduifent toutes à la liberté de devenir plus fçavans , plus inftruits, plus utiles à la Société. Qui croiroit que ce fût une occafion de trouble, fi on avoit à faire à d'autres qu'à des Médecins ?

Mais ce qui prouve fur tout jufqu'à quel point la Fa-culté a commis le premier Médecin, ce font les derniers chefs de plainte qu'elle a fçut l'engager à articuler contre les Chirurgiens; on l'entend d'après elle parler du refus qu'ofent faire les Chirurgiens'de fubir le joug de la Fa-culté, comme d'une efpéce de parjure, dont ils fe font rendus coupables, ils oublient, lui fait-on dire, qu'ils ont prêté ferment entre fes mains, & c'eft au mépris d'un en-gagement fi refpeɕable qu'ils méconnoiffent l'empire dés Médécins avec la plus grande hardieffe. On ne dira point à la Faculté qu'inftruite parfaitement que fes pro-pres Membres Profeffeurs au Collége Royal, prêtent Ser-ment comme les autres Profeffeurs de ce même Collége, entre les mains du Grand Aumônier, fans que néanmoins la preftation de ces Sermens les affujettiffe à celui qui les reçoit : on ne lui dira point qu'inftruite de ce fait, & de mille autres femblables, elle auroit dû s'épargner le re-proche de faire valoir un pareil argument contre fes pro-pres lumiéres ; on fe contentera de lui rappeller les pre-miers principes; ces principes font, qu'un Serment n'en-gage qu'à Dieu, & non pas à celui qui le reçoit ; que la preftation de Serment ne peut jamais être par fa nature un titre de fupériorité; que l'affertion de la propofition contraire ne fçauroit être portée jufqu'au pied du trône qu'en oubliant toutes les régles de la prudence ; car s'il étoit vrai que le Serment emportât la dépendance de ceux qui le prêtent, que deviendroit la Majefté des Sou-verains ?

La Faculté n'a pas eu plus d'égard pour le premier Médecin dans les plaintes qu'elle lui a fait porter fur le droit de Committimus accordé aux Lieutenans du premier Chirurgien ; ces Lieutenans, dit-on, fe fervent de ce droit pour ôter aux Magiftrats des Villes du Royaume, la connoiffance des Affaires qui peuvent s'élever entre les Chirurgiens & les Apoticaires ; & par là, ajoute-t'on, les Chirurgiens peuvent tout impunément, parce que la Juftice ordinaire ne fçauroit punir leurs excès, fe trouvant arrêtée par le Droit de Committimus ; mais la Faculté ofe-t'elle emprunter ainfi la voix du premier Médecin, pour faire paffer le menfonge hardi jufqu'au pied du Trône ? Voici, SIRE, la pure vérité. Comme la plûpart des Juges du Royaume ne font point inftruits des prérogatives des Lieutenans du premier Chirurgien, & que par-là ces mêmes Lieutenans fe trouveroient expofés à voir anéantir leurs Droits, s'il n'y avoit un Tribunal particulier pour les conferver ; il a plû à VOTRE MAJESTE', ainfi qu'à fes auguftes Prédéceffeurs, de leur accorder le droit de porter à la Grand'Chambre de Paris les Affaires qui intérefferoient les droits utiles & honorifiques de leurs Charges ; mais ces Priviléges accordés emportent-ils le pouvoir d'arracher aux Juges la connoiffance des Affaires qui feroient perfonnelles à ces Lieutenans, qui intérefferoient leur Communauté, ou qui pourroient concerner la Police, l'exécution des Statuts ? Loin de cela, SIRE, qui pourroit le croire, après ce que la Faculté a ofé avancer ? les Déclarations par lefquelles le Droit de Committimus eft accordé ou confirmé, préviennent l'abus qu'on reproche, & le préviennent d'une maniere à le rendre impoffible par la prohibition la plus précife, & la plus formelle ; & pour s'en convaincre, SIRE, on va remettre fous les yeux de VOTRE MAJESTE' la Loy elle-même. Article V. des Statuts Généraux accordés par

Votre Majesté en 1730 ; dans cet Article, qui renouvelle la Déclaration du 25 Août 1715, laquelle attribue à la Grand'Chambre du Parlement de Paris, la connoissance des Contestations qui pourroient être formées au sujet des droits des Lieutenans du premier Chirurgien, on lit en termes précis la disposition qui suit :

« Ne pourront sous prétexte de ladite attribution les » Lieutenans du premier Chirurgien du Roi, porter ou » faire évoquer en la Grand'Chambre du Parlement de » Paris, leurs autres Causes, Contestations ou Affaires » personnelles, ou celles qui ne concerneront que la Po- » lice ou l'exécution des Statuts, sans aucun Rapport à » leurs Droits & Priviléges. L'évidence, SIRE, épargne ici les Réflexions, elles ne pourroient tourner qu'à la confusion de la Faculté, faire demander la révocation d'une Loi, sous prétexte d'un prétendu abus, que la Loi elle-même rend impossible ; ce n'est pas seulement commettre sans ménagement celui dont on emprunte la voix, c'est tout à la fois manquer au respect qui est dû à la vérité, & au respect qu'on doit à l'Auguste Tribunal, dont la Loi qu'on ose attaquer est émanée.

On n'accusera point, SIRE, les Chirurgiens de chercher de vains subterfuges, pour parer les coups de leurs Adversaires. On nous fait déferer par le Premier Médecin comme coupables d'une témérité punissable, parce que nous nous immissons au traitement des maladies purement médicales. Les Chirurgiens n'auront garde de disconvenir du fait ; il est très-vrai qu'ils traitent chaque jour des Maladies Internes ; mais peut-on dire que c'est par choix, par cupidité ou par ambition qu'ils se sont chargés, & qu'ils se chargent encore d'un fardeau si pesant ?
N on,

Non, SIRE, & ils ofent hardiment affurer que c'eft l'humanité feule qui les a forcés, & qui les force cha-que jour à fecourir tant d'utiles Citoyens, qui, fans eux, languiroient abandonnés à leur trifte fort.

L'Artifan, le Laboureur, le Matelot, le Soldat même dans la plûpart de vos Hôpitaux militaires, comment feroient-ils fecourus, dans leurs maladies internes, fi les Chirurgiens n'étoient pas chargés de ces foins?

Quand les Médecins ne refuferoient pas chaque jour de defcendre de leur hauteur pour voir dans des Réduits obfcurs, ces milliers de pauvres Citoyens, qui n'ont d'au-tre fortune, ni d'autre reffource, que les travaux de leurs mains; feroit-il poffible que, vû le petit nombre de ces Docteurs, ils puffent fuffire à fecourir tant de miférables? Non, fans doute; & ces hommes infortunés, dignes de toute l'attention du Souverain, puifqu'ils font les pieds & les mains de l'Etat, feroient condamnés à mourir fans aucun fecours, s'ils étoient forcés d'attendre celui des Médecins?

Mais, SIRE, fi ce que je viens d'avoir l'honneur d'expofer à VOTRE MAJESTE', eft inconteftablement vrai, comment les Médecins ofent-ils nous faire une ma-tiére de reproche de ce qui mérite évidemment & les éloges & la reconnoiffance de l'Etat?

On ne peut, SIRE, fe méprendre ici fur le motif qui anime la conduite des Chirurgiens. Accoutumés à l'honneur du fuccès qui récompenfe leurs Opérations, ce n'eft pas par goût qu'ils fe prêtent au traitement des Maladies médicales, où tout eft fi incertain & fi dou-teux. On n'accufera pas leur cupidité plus que leur goût: & quel falaire pourroient-ils attendre du pauvre Manœuvre, qui fouvent n'a d'autre reffource pour fubvenir à fes befoins, que la libéralité & la compaffion de celui qui le traite ?

Dira-t-on que c'eft vanité de la part des Chirurgiens ? Non, SIRE ; & que VOTRE MAJESTE' en croye la conduite des Médecins. Si leurs travaux près du Peuple indigent pouvoient fervir leur réputation, peut-on douter qu'ils ne volaffent à fon fecours, & que par là ils ne prévinffent la néceffité de nous appeller ?

C'eft maintenant, SIRE, à VOTRE MAJESTE' à décider s'il convient qu'on nous interdife, par une loi prohibitive, tout traitement des Maladies internes.

Ce n'eft pas entre nous, SIRE, & les Médecins, qu'il s'agit de prononcer ; c'eft entre le Pauvre & ces Docteurs. Nous n'aurons rien à nous reprocher, quand nous nous ferons offerts à la continuation de nos travaux ; mais les Médecins, à leur tour, n'auront-ils rien à fe reprocher, quand ils auront empêché l'unique fecours que pouvoit efpérer le miférable ?

Ce fimple Expofé fuffit, SIRE, pour faire fentir le peu de fondement des plaintes de nos Adverfaires fur nos prétendues ufurpations : mais font-ils plus raifonnables, lorfque leur vanité allarmée de voir la Chirurgie rendue à fon premier luftre, fait entendre les plaintes les plus améres ? Lorfqu'ils fupplient VOTRE MAJESTE' de fixer fon attention fur les diftinctions honorables qui dans la fociété civile font de tout tems accordées aux Médecins, ils jouiffent à Montpellier, dit M. le Premier Médecin, des mêmes priviléges que les Nobles & les Avocats : ils forment une même claffe avec eux : on ne les vit jamais entrer dans le Confulat que pour le premier rang : souvent ils sont honorés de la Dignité de Conseiller en Votre Cour des Aydes, de Maître ou Controlleur dans Votre Chambre des Comptes; tandis qu'au contraire on voit les Chirurgiens dans la simple classe des Arts & Métiers, toujours fixés au quatriéme rang dans le Consulat, toujours obligés à payer l'Industrie, à fournir aux Milices, à monter la Garde avec la basse Bourgeoisie; tel est le rang, poursuit-il M. le Premier Médecin, que les Loix publiques ont fixé pour les Chirurgiens. Les élever donc au-dessus de ce rang, c'est renverser l'ordre, qui ne peut être maintenu qu'en retenant les Chirurgiens dans un état d'humiliation qui les empêche de lever les yeux vers les honneurs & les distinctions qui ne sont faites que pour les Médecins.

Mais quoi, SIRE, n'est-il point de gloire pour les Médecins sans l'avilissement de la Chirurgie ? faut-il que cet Art si utile soit couvert d'ignominie pour relever l'éclat des honneurs de la Faculté ? Mais si ces Docteurs sont touchés de l'amour de la gloire, pourquoi n'en recherchent-ils pas une plus solide par la culture de leur Art, dont l'Europe entiere leur reproche la décadence ?

Voilà, SIRE, par où de vrais Citoyens devroient chercher à se distinguer, & non pas par une vanité, qui, uniquement fondée sur la dépression d'autrui, n'accuse que la petitesse d'esprit, les miseres de la vanité, le vuide de tout mérite réel.

Ici, SIRE, se font entendre les clameurs de la Faculté, & la voix de votre Premier Médecin partant pour ce coup d'après ses propres sentimens, s'éleve sur les autres pour vanter le mérite éclatant de sa Fa-

culté cherie. C'eft à cette Ecole, dont il a eu l'honneur
d'être le Chef, que l'Univers doit le plus grand progrès de l'Art de guérir.

La prévention, SIRE, eft pardonnable dans certains
cas, & quand l'on s'eft long-tems familiarifé avec elle,
l'âge, devient une raifon de plus pour l'excufer.

Mais, SIRE, pourquoi votre Premier Médecin, au
lieu de ces éloges vagues, ne nous marque-t-il pas net-
tement les progrès que les grands hommes de fa cé-
lebre Faculté ont fait dans l'Art de guérir, le monde
entier en profiteroit; quant à nous, nous avons l'ingé-
nuité d'avouer que nous les ignorons, & qu'excepté le
Traité des nerfs de Vieuffens, nous ne connoiffons
point d'Ouvrage qui foit digne de la renommée & de
l'antiquité de cette Faculté, & s'il en exifte d'autres qui
foient ignorés par le Public, pourquoi l'illuftre Chef
de cette Ecole les retient-il dans les ténébres? La réalité des découvertes d'une Faculté comblée de tant
d'honneurs, n'en foutiendroit-elle pas mieux la réputation que tous ces éloges auffi dénués de preuves que
donnés avec complaifance?

Envain la Faculté de Paris s'emprefferoit-elle de ve-
nir étayer ici celle de Montpellier. La réalité de fon
mérite eft-elle mieux établie? Ne fait-elle pas entendre
fur les toîts, que fi on la prive de la préfence de deux
de ces Docteurs aux examens des Chirurgiens, elle fera
perdue? Voilà donc, SIRE, en quoi confifte dans votre
Capitale toute la gloire & toute la dignité des Médecins,
dans l'aviliffement d'un Art rival, dont leur vanité leur
fait redouter les progrès; mais ces progrès, SIRE, in-
téreffent la confervation de vos plus chers Sujets: pourquoi votre bonté cefferoit-elle de foutenir une émula-

tion que les premiers regards de Votre Majesté ont si utilement excitée.

Les Chirurgiens exercent les fonctions les plus pénibles de l'Art de guérir, feroit-il jufte que les Médecins qui n'en partagent que la plus légere portion, fuffent comblés d'honneurs, tandis que les Chirurgiens languiroient dans la dépreffion.

Je ne puis le diffimuler, SIRE, une diftinction auffi cruelle, entraîneroit néceffairement la perte du plus utile des Arts. Le lucre peut attirer de vils mercenaires, mais les hommes nés pour la perfection des Arts, ne reconnoiffent d'autres attraits que ceux de l'honneur; ce n'eft donc, SIRE, qu'autant que votre bonté paternelle écartera de nous tout aviliffement, que nous pouvous efpérer d'attirer & de fixer parmi nous des hommes capables de hâter la perfection de la Chirurgie.

Il eft vrai, SIRE, que les honneurs ne font pas toujours les garants de l'application, la Faculté de Médecine en fait la preuve; mais l'exemple qui d'abord paroît devoir faire héfiter fur nos très-humbles demandes, devient le motif le plus preffant pour nous les accorder.

Car enfin, fi la Médecine, malgré les diftinctions dont on l'a comblée n'a fait aucun progrès, fi elle a langui dans une efpece de léthargie honteufe, tandis que tous les autres Arts fe font perfectionnés à l'envi, c'eft, SIRE, que dans une Profeffion auffi impénetrable que la Médecine, il falloit quelque chofe de plus que les honneurs pour ne pas laiffer tomber les Médecins dans la fécurité pernicieufe qui a éteint leur zéle ; on pouvoit le foutenir ce zéle en leur donnant des emules redoutables dont la concurrence les engageât aux plus pénibles travaux, s'ils vouloient difputer avec eux aux yeux du Public l'honneur du fçavoir : mais cette précaution, SIRE, qu'on avoit manquée, la profonde fageffe de VOTRE MAJESTE' a daigné la fuppléer, & la même Déclaration qui excite les Chirurgiens à de nouveaux efforts pour la perfection de leur Art, avertit les Médecins qu'ils ne doivent plus compter fur de vains titres, & qu'il ne peut être déformais pour eux d'autre fupériorité que celle du mérite : c'étoit, SIRE, l'unique moyen de procurer au Public des Médecins & des Chirurgiens dignes de fa confiance, & ce bienfait, puifqu'il intéreffe la confervation du plus grand des biens, fera toujours le plus grand des bienfaits pour des Sujets qui font & qui méritent d'être fi chers à votre bonté paternelle.

Je finirai, SIRE, en ajoutant un feul mot à l'occafion de ce qu'on lit à la fin du Mémoire de votre Premier Médecin : il invoque les Arrêts de 1551. & l'Ordonnance de Blois, & fur-tout l'Edit de 1707. de votre Augufte bifayeul, pour ramener ce qu'il appelle l'Ordre, c'eft-à-dire, pour foumettre les Chirurgiens aux Médecins. Quant à l'Arrêt de 1707. il eft évident qu'il ne concerne que les Chirurgiens-Barbiers qui ne fubfiftent plus, & quant à ceux de 1551. ainfi que par rapport à l'Ordonnance de Blois, nous nous contenterons de combattre les conféquences que l'on prétend en tirer contre nous, non pas par nos propres réflexions où l'intérêt pourroit faire fufpecter l'équité ; mais par celles des plus habiles Jurifconfultes de votre Royaume ; & c'eft à cet effet que je prends la liberté de préfenter à VOTRE MAJESTE' la Confultation ci-jointe.

CONSULTATION.

E Conseil soussigné consulté sur la queſtion de ſçavoir ſi les Médecins ont le droit d'aſſiſter aux Examens & Receptions des Chirurgiens pour les approuver, eſt d'avis qu'ils n'y ſont pas fondés. Les Médecins ne peuvent avoir ce droit qu'en vertu des Titres ou de poſſeſſion, & il ne paroît pas qu'ils ayent ni l'un ni l'autre.

Les Titres des Chirurgiens & leur poſſeſſion paroiſſent au contraire reclamer contre la prétention des Médecins, & les Titres mêmes des Médecins ſe réuniſſent à ceux des Chirurgiens pour faire voir que dans l'état préſent, ceux-ci ne peuvent être aſſujettis à ce qu'exige la Faculté. Cette ſujettion d'ailleurs ne renferme aucune utilité pour le Public ; ainſi il y a lieu de penſer qu'on doit laiſſer aux Chirurgiens ſeuls, le droit d'examiner & recevoir leurs Eléves.

Si on conſulte les Titres que les Médecins veulent faire valoir en leur faveur, il faut commencer par écarter, 1°. tous ceux qui regardent les Chirurgiens-Barbiers ; 2°. tous ceux qui étant poſtérieurs au Contrat d'union, ſont anéantis par la Déclaration de 1743. qui annulle cette union & toutes ſes ſuites.

En effet, on convient, qu'en vertu de Contrats particuliers, les Médecins ont acquis des Droits ſur les *Chirurgiens-Barbiers*, qui, avant ces Traités particuliers, étoient ſous la direction des Chirurgiens de Saint Côme, comme il eſt démontré par pluſieurs Edits & Arrêts de la Cour. Mais ces Contrats étrangers aux Chirurgiens de

S. Côme, n'avoient porté aucune atteinte à leur liberté, jufqu'au tems de l'union. Ils ont toujours, jufqu'à ce moment, examiné feuls leurs Eléves fans la préfence d'aucun Médecin ; ce n'eft que depuis leur union avec les Barbiers, qu'ils ont commencé à fubir le même fort que les Chirurgiens-Barbiers, & que les Médecins ont affifté à leurs Examens en conféquence de l'union. Or cette union ne fubfiftant plus, il eft vrai de dire que les Médecins ne peuvent oppofer aux Chirurgiens de S. Côme, ni les Titres que la Faculté a eu contre les Chirurgiens-Barbiers, ni ceux qui font des fuites de l'union.

Telles font cependant les deux efpeces de Titres que les Médecins employent. Il eft vrai qu'ils font valoir deux Arrêts de 1551. qui femblent accorder la provifion à cet égard aux Médecins ; mais il y a lieu de penfer qu'ils concernent uniquement les Chirurgiens-Barbiers, que les Chirurgiens de S. Côme prétendoient avoir droit d'examiner & de recevoir. Et quand on voudroit dire qu'ils regarderoient les Chirurgiens de S. Côme, les oppofitions qui y ont été formées paroiffent en avoir empêché l'exécution ; & ce qui en fait une preuve complette, c'eft qu'ils n'ont point été exécutés, & que jamais les Médecins avant l'union n'ont affifté aux Examens de Saint Côme. C'eft un fait que les Médecins n'ont pû contredire.

Les Médecins ont même reconnu dans leurs Statuts de 1598. & de 1600. qu'ils n'avoient aucun droit à cet égard, puifque dans ces Statuts, ils prefcrivent ce qu'il faut qu'ils faffent pour l'Examen & la Reception des Chirurgiens-Barbiers & des Apothicaires, & qu'il n'y eft fait aucune mention des Chirurgiens de S. Côme.

Les Titres des Chirurgiens de S. Côme juftifient d'ail-

leurs

leurs leur indépendance, L'Edit de Philippe le Bel leur donne le droit d'examiner & recevoir leurs Aspirans, & cet Edit a été confirmé par des Lettres Patentes de presque tous nos Rois : celles de Louis XIII. sont du mois de Juillet 1611.

Les Titres & la possession qui se réunissent en faveur des Chirurgiens de S. Côme, font voir qu'on ne peut leur opposer l'article 87. de l'Ordonnance de Blois. Cette loi veut qu'aucun ne soit passé Maître Chirurgien ou Apothicaire dans les Villes où il y a Université, que les Docteurs-Regens en Médecine n'ayent été appellés aux Examens & aux Actes, & qu'ils ne l'ayent approuvé.

Cette loi avoit pour objet d'empêcher que les Chirurgiens ne fussent reçus sans Examen suffisant, dans le cas où ceux qui étoient chargés de leur Examen, & de recevoir leurs Actes n'étoient occupés que de la pratique de leur Art, sans qu'on pût s'assurer qu'ils se fussent attachés à en pénétrer les principes ; & cela est si vrai, que cette Disposition n'est faite que pour les Villes où il y a Université, & où il n'y a point d'ailleurs d'Ecole de Chirurgie. Mais dans les lieux où il y avoit, comme à Paris, une Ecole de Chirurgie, il étoit inutile d'appeller des Docteurs-Regens en Médecine, il suffisoit que ceux qui enseignoient la Chirurgie y assistassent, & c'est aussi ce qui s'est toujours pratiqué à Paris depuis l'Ordonnance de Blois, jusqu'à l'union. Jamais depuis cette Ordonnance, non plus qu'auparavant, les Médecins n'ont assisté à l'Examen & à la Réception des Chirurgiens de S. Côme. Aussi l'Ordonnance de Blois, article 87, contient-elle en faveur de l'Ecole de Chirurgie de Paris, une Clause restrictive de sa Disposition générale en ces termes : *Le tout sans préjudice des Statuts ou Réglemens particuliers qui se trouveront être faits,* SUR CE, *par les Rois nos prédécesseurs, & Arrêts de nos Cours.* Par cette Clause, il est évident que le Législateur a voulu confirmer les Statuts & Régleglemens SUR CE faits, c'est-à-dire, les Statuts & Réglemens sur la forme de la Réception des Chirurgiens. Or ces Réglemens faits pour l'Examen & la Réception des Chirurgiens à Paris, par les Rois, étoient l'Edit de Philippe-le-Bel, de 1311; celui du Roi Jean, de 1352; celui de Charles V, de 1364, & les Arrêts de la Cour de 1355, de 1406, & de 1521. Tous ces Réglemens rendoient les Chirurgiens de S. Côme seuls maîtres des Examens & de la Réception de leurs Eleves. L'Edit de 1311. porte expressement que ce Droit d'examiner leurs Récipiendaires leurs appartient à eux seuls, *& non ad alios.*

On ne peut donc, sans donner atteinte au Droit des Chirurgiens, & même sans contrevenir à l'Ordonnance de Blois qui les confirme, ordonner que les Médecins assisteront aux Examens & Actes de Réception des Chirurgiens.

Il reste à sçavoir si la présence des Médecins aux Examens de Chirurgie peut être considérée comme tellement utile au Public, que cette considération d'une utilité évidente, autorise à changer toutes les dispositions des Loix précédentes & de l'ancien usage.

Il est certain que les Médecins ne peuvent assister aux Examens & Actes de Réception des Chirurgiens, que comme Juges de la capacité des Sujets, ou comme Commissaires pour assurer si la Réception en a été faite réguliérement, ou comme Supérieurs ausquels cette déférence feroit dûe. Si çe n'est que comme Supérieurs qu'ils demandent à y affifter , il eft fenfible que le Public n'y a aucun intérêt , parce que cette marque de fupériorité lui eft indifférente. Mais fi on accorde cette fupériorité à la Faculté de Médecine , alors le premier Chirurgien du Roi n'en fera plus le véritable Supérieur, ce fera la Faculté de Médecine ; & fi l'on dit qu'ils le font l'un & l'autre , ce fera une queftion de régler cette fupériorité , & d'en fixer les bornes. Ce feroit même le moyen d'exciter dans les Membres des deux Compagnies , une jaloufie dont on n'a peut-être que trop fenti les effets. D'un autre côté , les Médecins peuvent-ils demander d'affifter à ces Examens & Actes de Réceptions comme Commiffaires pour affurer que la forme extérieure a été remplie ? Cela ne paroît pas poffible ; ce feroit leur confier le foin de la Police du Corps des Chirurgiens, qui, fuivant les Réglemens faits pour ce Corps, eft réfervée au premier Chirurgien du Roi, ou à celui qui le repréfente. Il n'eft donc pas poffible de l'accorder à la Faculté de Médecine ? Ce feroit d'ailleurs la rendre maîtreffe des Réceptions , puifqu'elle pourroit déclarer les Examens ou les Actes irréguliers , & par conféquent empêcher que ceux qui auroient le plus de talens ne fuffent reçus. Il eft vrai qu'il n'y a pas lieu de craindre que le Corps de la Faculté de Médecine en abufât ainfi ; mais il pourroit y avoir quelques-uns de ceux à qui elle le confieroit, qui le feroient. D'ailleurs, la Faculté de Médecine n'a pas la Jurifdiction néceffaire à cet effet ; auffi n'eft-ce pas cette raifon qui a fait ordonner que les Médecins affifteroient aux Examens & Réceptions : le feul motif a été d'affurer la capacité des fujets ; cela réfulte évidemment de l'Ordonnance de Blois, qui , comme nous l'avons vû, ne l'accorde qu'aux Docteurs-Régens en Médecine, dans les Villes où il y a Université.

Mais il n'eſt pas poſſible que les Médecins y aſſiſtent comme Juges de la capacité des Aſpirans. Si on leur donnoit ce pouvoir, où ils l'auroient ſeuls, & il faudroit dire qu'ils feroient les Arbitres ſouverains des Réceptions, & l'on ſent combien cela feroit capable de porter du dégoût dans une Compagnie de Gens Lettrés, auſquels on feroit l'injure de ne les pas croire capables deconnoître la capacité de ceux qui demanderoient d'être reçus parmi eux. Le Roi les a jugés capables d'enſeigner la Chirurgie en les confirmant dans leurs anciens Droits, & ils feroient réputés incapables de recevoir leurs Aſpirans, contre la régle générale établie dans tous les Corps & Communautés? Cela ne paroît pas propoſable; ou les Médecins feroient Juges avec les Chirurgiens, & alors il eſt évident que leur voix ne pourroit jamais l'emporter, puiſqu'ils ne pourroient aſſiſter aux Examens qu'au nombre de deux; ainſi leur voix, & par conféquent leur préſence, deviendroient inutiles. Il faut donc convenir que le Public n'a aucun intérêt que les Médecins aſſiſtent aux Examens & aux Réceptions des Chirurgiens, & que d'ailleurs les Médecins, dans l'état préſent, n'ont ni Titres, ni poſſeſſion qui les autoriſent. Déliberé à Paris le 27 Août 1748. *Signé*, BARGETON, SARASIN, GUEAU DE REVERSEAUX & ROUSSEAU.